CONCLUSIONS PRATIQUES

A TIRER

du Referendum de la cure d'air par la fenêtre ouverte jour et nuit

DANS LE

Traitement de la Tuberculose Pulmonaire.

DU CAPORALISME

Visite aux Tuberculeux Français

Soignés dans le Sanatorium fermé d'Hauteville

(Ain).

Dʳ Léon DERECQ,

Médecin de l'Hôpital d'Ormesson,
Médecin en chef du Dispensaire de l'Œuvre des Enfants Tuberculeux,
Directeur de la Revue *La Tuberculose Infantile*.

※

MACON

IMPRIMERIE GÉNÉRALE X. PERROUX

—

1901

CONCLUSIONS PRATIQUES

A TIRER

du Referendum de la cure d'air par la fenêtre ouverte jour et nuit

DANS LE

Traitement de la Tuberculose Pulmonaire.

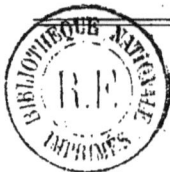

DU CAPORALISME

Visite aux Tuberculeux Français

Soignés dans le Sanatorium fermé d'Hauteville

(Ain).

Dr Léon DERECQ,

Médecin de l'Hôpital d'Ormesson,
Médecin en chef du Dispensaire de l'*Œuvre des Enfants Tuberculeux*,
Directeur de la Revue *La Tuberculose Infantile*.

❋

MACON

IMPRIMERIE GÉNÉRALE X. PERROUX

—

1901

CONCLUSIONS PRATIQUES

A TIRER

du Referendum de la cure d'air par la fenêtre ouverte jour et nuit

DANS LE

Traitement de la Tuberculose Pulmonaire.

Nous avons eu l'extrême satisfaction de voir nos confrères les plus autorisés répondre avec empressement aux questions que comportait notre *referendum*.

Nous les en remercions vivement ici, en leur attribuant encore tout le réel succès obtenu par le dernier numéro de la Revue et aussi les félicitations en grand nombre qui nous ont été exprimées par nos amis et nos maîtres.

Aujourd'hui, nous estimons qu'il nous incombe de présenter à nos lecteurs un travail d'ensemble, composé des matières fournies par ces réponses mêmes de nos confrères, après un classement méthodique d'où sortiront les conclusions pratiques à tirer du premier referendum sur la cure d'air par la fenêtre ouverte jour et nuit, dans le traitement de la tuberculose pulmonaire.

1º *La cure d'air par la fenêtre ouverte jour et nuit comporte-t-elle des contre-indications à une période quelconque de la tuberculose pulmonaire en dehors des complications de cette maladie ?*

Non, lorsqu'elle est convenablement réglée, répond la majorité des auteurs, il n'y a pas de contre-indications, à moins qu'avec Léon-Petit, on considère comme tel le *préjugé* — « le médecin doit compter avec lui — dit-il, et mettre même sa tranquillité au-dessus de l'intérêt de ses malades, et laissant dire les ignorants (ou souvent les pusillanimes), il ne doit pas hésiter à imposer à tous ses clients de respirer jour et nuit un *air neuf* ».

Les auteurs, dont les conclusions sont différentes,

(1) *La Tuberculose infantile*, avril et juin 1901, nᵒˢ 2 et 3, 4ᵉ année.

dressent-ils des contre-indications formelles devant la méthode, ou selon le mot heureux de Léon Leriche (1) veulent-ils son application avec des *demi-mesures*, on appréciera.

Boureau (2) signale les températures au-dessous de — 7° et — 8°, comme imposant la nécessité de fermer les fenêtres chez les enfants âgés de moins de six ans.

Chuquet (3) craint pour ses malades l'action du brouillard ou de l'air humide.

Crouzet (4), à l'heure du coucher du soleil, abrite les malades ayant plus de la quarantaine.

Daremberg (5) professe que la fenêtre de tous les tuberculeux doit être ouverte pendant le jour, mais pour la nuit, il fait des réserves, qui seront en bonne place plus loin.

Guelpa (6) craint les périodes de l'année durant lesquelles règne la grippe, et voit là une contre-indication. Il ne préconise pas de fermer complètement les fenêtres, mais simplement de chauffer les chambres.

Jonnart (7) dénonçant aussi le brouillard comme ne valant rien aux tuberculeux, ajoute qu'il serait bon de dire *la cure par l'air sec*.

Leriche réclame l'application de demi-mesures, pour des raisons tirées du malade, et sur lesquelles nous reviendrons à propos de la seconde question.

Plicque (8) insiste pour qu'on cherche l'accoutumance d'une façon bien graduée, et dit utilement que toute localité servant à la cure d'air, doit être avant tout indemne de tout soupçon palustre de même que d'une autre tare insignifiante en apparence, c'est-à-dire de moustiques.

Salmon (9) signale un cas d'intolérance et encore pas

(1) Dr Leriche, de Meung-sur-Loire.

(2) Dr Boureau, de Tours.

(3) Dr Chuquet, de Cannes.

(4) Dr Crouzet, de Trespoey.

(5) Dr Daremberg (Cannes), membre correspondant de l'Académie de Médecine.

(6) Dr Guelpa, de Buzenval.

(7) Dr Jonnart, Hauteville.

(8) Dr Plicque, Angicourt et Paris.

absolue, et adopte la demi-mesure en attendant, puisqu'il laisse à ses malades la fenêtre *entr'ouverte*.

Vaquier (1) représente que l'aération permanente chez les enfants se heurte à des difficultés, qu'il lui a fallu tourner.

Vaudremer (2) observe qu'à sa connaissance, pour établir la fenêtre ouverte de nuit et de jour, on rencontre encore deux résistances, dont l'une vient du médecin, et qu'il y a nécessité absolue de convaincre les confrères encore hésitants.

Il dénonce aussi les poussières industrielles comme compromettant une localité, au point de vue de l'air ; il aurait même pu dire dans un rayon assez étendu.

Lorot (3), seul de nos auteurs, déclare ne tolérer jamais la fenêtre ouverte la nuit, sauf en été, et encore la veut-il garantie par un rideau.

Mais, pour cet auteur, la cure d'air est impuissante à guérir la tuberculose, et l'améliore simplement.

Pour le même auteur, le vent surtout, l'orage, le temps froid et humide, les brouillards, la pluie et la neige, sont autant de contre-indications, et il enferme ses malades.

En résumé, la majorité des auteurs, répondant à la première question, ne formule pas de contre-indications se dressant formelles contre la cure d'air par la fenêtre ouverte de la tuberculose pulmonaire non compliquée.

Tandis que quelques auteurs attribuent aux intempéries des saisons ou des climats une action à craindre pour les poumons tuberculeux, d'autres, très nombreux, posent en principe que l'accoutumance, poursuivie sagement à l'air pur, ne réserve pas de déboires, Crouzet, Depierris (4), Dumarest (5), Duhourcau (6), Houdeville (7). Hervé (8), Laussedat (9), Léon-Petit, Léon Leriche, Malibran (10).

---

(1) D' Vaquier, hôpital de Villière-sur-Marne.
(2) D' Vaudremer, Cannes.
(3) D' Lorot, Paris.
(4) D' Depierris, Cauterets.
(5) D' Dumarest, Hauteville.
(6) D' Duhourcau, Cauterets.
(7) D' Houdeville, Rouen.
(8) D' Hervé, Lamotte-Beuvron.
(9) D' Laussedat, Royat.
(10) D' Malibran, Le Gorbio.

Plicque, Sabourin (1), Vaudremer (2), Festal (3), Lalanne (4), Portes (5), Sersiron (6).

L'expérience leur a montré qu'il y a tout bénéfice pour le tuberculeux pulmonaire à s'aguerrir aussi complètement que possible, qu'il n'obtient pas seulement la guérison de la lésion pulmonaire, mais souvent encore celle de sa constitution, en apprenant à renoncer aux mauvaises pratiques d'hygiène qui l'ont préparé et livré aux atteintes du bacille.

2° Des contre-indications tirées de la connaissance de certains organismes existent-elles permettant de conclure à des incompatibilités diathésiques ou autres et de quels genres seraient-elles ?

3° Combien de cas observés au nombre de vos malades auraient justifié, à vos yeux, l'existence de ces incompatibilités au cours de l'application méthodique de la cure d'air parfaitement réglée ?

4° Quels accidents peuvent survenir à l'occasion de la cure d'air supposée bien réglée ? Sont-ils passagers ou condamneraient-ils toute nouvelle tentative ?

5° La moyenne des malades que vous avez eu à diriger étaient-ils des enfants, des adultes de la classe pauvre ou de condition aisée ?

Nos confrères ont répondu à ces questions sans les diviser. Nous les imiterons volontiers, car elles sont intimement unies entre elles, tendant à la même démonstration.

Boureau signale les végétations adénoïdes chez l'enfant comme l'exposant d'une façon particulière aux complications bronchiques et pharyngiennes au cours de la cure d'air. L'opportunité d'un curetage sera examinée et jugée avec celle de la mise en pratique de la fenêtre ouverte, pour chaque cas.

Chuquet note l'aérophobie chez les vieux tuberculeux,

(1) Dr Sabourin, Durtol.
(2) Dr Vaudremer, Cannes.
(3) Dr Festal.
(4) Dr Lalanne, Arcachon.

qui en souffriraient et en éprouveraient comme suites des éternuements, quintes de toux, douleurs rhumatoïdes, etc. Ces malades ne consentent que de timides essais et se découragent vite, à son avis.

Crouzet considère les tuberculeux asthmatiques comme particulièrement susceptibles devant l'air froid, et réclame simplement des *ménagements.*

Il suffira de chauffer les chambres ouvertes pour les maintenir à une température de + 6° et + 7°.

Certains nerveux, dit le même auteur, sont à soumettre au même traitement.

Daremberg défend la pratique de la fenêtre ouverte *la nuit* chez les jeunes tuberculeux dont la température est susceptible de descendre au-dessous de 36°, entre deux et cinq heures du matin. On peut penser que la cure d'air diurne suffira pour remédier rapidement et presque sûrement à cette hypothermie nocturne, et qu'alors la fenêtre pourra être utilement ouverte d'une façon ininterrompue par la suite.

Daremberg ne croit pas l'accoutumance possible pour les vieux tuberculeux qui ont pendant leur sommeil le sentiment de refroidissement.

Enfin, il proscrit l'ouverture des fenêtres durant le jour même, dans les chambres où dorment les tuberculeux à grand minima, en général.

Depierris signale de légers accidents passagers chez certains neuro-arthritiques, gerçures, rougeurs de la peau.

Dumarest pense que quelques douleurs rhumatismales se manifestant, on peut être amené à *modérer passagèrement l'aération.*

Hervé n'a jamais constaté d'accidents pouvant fournir prétexte à l'interruption du traitement, même chez les emphyzémateux et les cardiaques. « Quand un malade a contracté l'habitude de coucher la fenêtre ouverte, dit-il, il ne pourrait plus y renoncer. »

Leriche a été amené à protéger quelques malades contre des rages de dents coïncidant avec le début du traitement. Par le procédé très simple qui consiste à garnir d'ouate les oreilles des malades, il y apporte remède.

Malibran déclare n'avoir jamais constaté que des

accidents extra-pulmonaires passagers, tels que douleurs musculaires, et parfois des rhumes.

Plicque professe que l'aération mal réglée amène plutôt des malaises, frissons, névralgies, rhumatismes, pleurodynie, enrouement, courbature — que des complications vraies.

Les alcooliques acceptent l'aération même excessive, avec une belle sérénité, dit le même auteur ; ce sont eux qui donnent des mécomptes graves, poussées congestives, hémoptysies, apoplexies pulmonaires.

Je retiens encore comme très importante l'assertion de Plicque disant que l'aération donne dans Paris même de très bons résultats.

Sabourin distingue deux sortes de malades, les *sensibles* à la cure d'air, les autres, en plus grand nombre, les *pusillanimes*.

Le médecin en est quitte avec les premiers pour tâter leur tolérance, de plus près que pour d'autres.

« Ne pas écouter les seconds, dit-il ; après une quinzaine de jours, ils n'oseront plus parler de leurs craintes enfantines. »

Au cours de sa pratique et malgré la sévérité dont il s'arma envers ses malades, Sabourin n'observa jamais d'accidents imputables à la cure d'air nocturne, dans une région où les hivers sont assez rigoureux.

Quant aux rhumes, si fréquents chez les malades vivant à leur fantaisie, ajoute-t-il, ils se montrent très rares au sanatorium.

Vaudremer accuse n'avoir jamais recherché de contre-indication diathésique ou héréditaire pouvant rendre inapplicable la cure d'air.

« Votre fenêtre restera ouverte jour et nuit, sauf pen-
« dant une heure, au coucher du soleil, heure pendant
« laquelle, par les temps clairs, se fait une condensation
« brusque des vapeurs d'eau. Cette fenêtre, vous l'ouvrirez
« progressivement, vous aurez soin que votre lit ne soit
« pas placé entre la fenêtre ouverte et une porte mal
« close ou une cheminée dont la trappe ne serait pas
« parfaitement baissée, pour écarter toute crainte de
« courant d'air. Vous vous couvrirez chaudement pour

« éviter tout rayonnement de calorique personnel ; néan-
« moins vous garderez la tête découverte, et ne vous
« entourerez pas le cou d'une cravate. »

Portes admet qu'on peut observer, au début du traitement, du coryza léger, de la trachéite insignifiante ou un
peu de courbature. Puis, il ajoute : Dès que les malades
sont habitués à dormir la fenêtre ouverte, ils avouent ne
plus pouvoir se passer d'air renouvelé. Enfin, il ressort
que deux de ses malades éprouvèrent de l'insomnie et
des sueurs profuses, quand, par un temps humide, on
ferma leur fenêtre. Antérieurement, ces malades n'avaient
jamais eu de sueurs profuses.

En résumé, si l'on s'incline devant les faits observés,
le clinicien doit savoir qu'il peut se trouver en face de
quelques malades chez lesquels très rarement des contre-
indications, mais plutôt des *demi-contre-indications tem-
poraires* imposeront, dans la conduite de la cure, une
savante prudence, une autorité éclairée, un choix avisé
de la résidence et de la disposition de l'aération permanente.

Mais *l'air neuf* (Léon-Petit) reste toujours précieux,
tonique, curateur, *à fournir* aux poumons malades.

Si la chose offre des difficultés, elle n'est pas irréali-
sable, voilà ce qu'il fallait démontrer ; aussi doit-on
admettre aujourd'hui que tout médecin ne peut s'impro-
viser directeur de malades soumis à la cure d'air, qu'un
apprentissage s'impose à lui, et même qu'il lui faut y
apporter de réelles qualités individuelles de goût pour la
chose, de connaissances pratiques d'hygiène, de tempérament, d'âge même, etc. Ne dit-on pas : Tant vaut le
médecin, tant vaut le sanatorium ?

Mais, poursuivons, car la question nouvelle que je
soulève est trop importante pour l'introduire et la
traiter ici.

6° *Dans quelle région de la France avez-vous exercé
votre surveillance et votre direction sur ces malades
atteints de tuberculose pulmonaire soumis au traitement
hygiéno-diététique ?*

7° *Pour réussir, la cure d'air exige-t-elle, en dehors de
la pureté de l'air, un climat particulièrement choisi ?*

Les deux questions dernières devaient être posées pour mettre à l'aise nos correspondants. Les réponses témoignent en leur faveur car, bien pénétrés du but essentiel de notre referendum, nos confrères ont discrètement tu leurs préférences, pour affirmer leur confiance dans l'air pur en lui-même.

Nous les en félicitons car, avec eux, on peut reconnaître que toute région rurale peut être utilisée, si elle n'a pas laissé compromettre la pureté de son air, par l'industrie ou des marais, tout en admettant qu'il est des contrées dont l'exposition, les forêts, le sol offrent des avantages particuliers.

Mais au point de vue de l'air, on sait, on doit considérer, retenir, que l'air *confiné* est et sera toujours néfaste aux poumons menacés ou atteints de tuberculose, et que le soin du médecin sera de rechercher, sans trêve, le moyen de placer ses malades dans des conditions d'aération sans cesse assurée, dont l'apport prévu logiquement, pour éviter des inconvénients signalés dès maintenant, créera une accoutumance progressive aux variations hygrométriques et thermométriques, pour le plus grand bien des malades.

Donc, la fenêtre sera-t-elle ouverte ou fermée ?

Fermée à l'heure des ablutions, des frictions, de l'heure du coucher du soleil; ouverte le reste du temps.

Qu'elle soit *entr'ouverte* d'abord, si on veut, le moment viendra vite où elle sera *ouverte* à l'air pur, seul agent indispensable et curateur.

En terminant, nous rappellerons que, prêcher d'exemple, le médecin le doit, dorénavant; aussi considérons-nous la réponse d'Houdeville (1) tout entière comme un enseignement incomparable.

Que nos confrères imitent, si déjà ils ne le pratiquent pas, le *modus vivendi* de la fenêtre ouverte, ils ne s'en porteront que mieux, pour leur plus grande satisfaction et aussi pour celle de leurs clients.

Ceux-ci, en effet, aiment à voir les apparences de la bonne santé chez ceux qui les approchent et les dirigent.

Docteur Léon DERECQ.

A propos du Referendum.

Ayant fait appel aux bonnes volontés, et à tous ceux qui aiment se mêler au bon combat, la Revue accueille et insère la lettre qui suit, avec la conviction que ses lecteurs y prendront le plus vif intérêt.

Cependant, son auteur prend à partie les conclusions nées du Referendum, qui ne s'attendaient pas à pareille aubaine.

On estimera sûrement avec nous, que la controverse en pareille matière, venue spontanément, doit être admise par tous ; quant à nous, elle nous plaît infiniment, en ce qu'elle affirme une fois de plus l'importance de la question soulevée et étudiée.

En raison de l'intérêt manifesté par les réponses faites à notre referendum, nous nous promettons encore de consulter les observateurs de la cure, mais dans un temps suffisamment éloigné, pour qu'on puisse espérer la venue de fruits nouveaux.

Nous le ferons parce que, comme on a pu le voir, dans les conclusions tirées du referendum, l'uniformité de vues n'existe pas encore entre les auteurs sur des points importants.

Nous n'avions pas à produire de critiques, à exprimer d'opinions personnelles, notre devoir était tout autre, bien tracé.

Mais la critique étant venue d'un de nos lecteurs, à la plume alerte, spontanément inspirée par une ardente conviction, nous la publions, le débat n'étant pas clos, en lui laissant la responsabilité entière de ses vues, et en lui sachant gré de nous l'avoir fait connaître.

L. D.

Paris, le 28 septembre 1901.

Mon cher Confrère,

En rentrant à Paris, je trouve le numéro du 25 août de votre Revue, et, quoiqu'il soit bien tard pour le faire, je ne puis m'empêcher de vous soumettre les réflexions que m'inspire la lecture des réponses à votre referendum.

Il est vraiment *étonnant* qu'à une époque où l'on ne parle que d'observation, on observe si mal. L'un se flatte de ne jamais tolérer une fenêtre ouverte la nuit, condamnant un malheureux à respirer pendant huit à dix heures les déjections de ses poumons, celles des poumons de ceux qui partagent sa chambre, sans compter les produits des combustions des luminaires (gaz, huile, pétrole ou bougies). Autant lui conseiller de se nourrir avec les résidus alimentaires de son intestin et de celui de ses voisins.

D'autres conseillent de fermer les fenêtres en temps de brouillard ou au moment du coucher du soleil, sous prétexte de condensation ou de vapeur d'eau. Ils n'ont donc jamais vu d'hygromètres (capucin ou autres) indiquer dans une chambre *fermée* le degré d'humidité de l'air extérieur : alors à quoi bon fermer la fenêtre?

Et d'ailleurs, cette crainte du brouillard, n'est-elle pas une preuve de la nécessité de la cure d'air? En effet, ce n'est pas par la vapeur d'eau que le brouillard est malsain, c'est parce que l'absence de vent, nécessaire à la formation du brouillard, immobilise la couche d'air, et nous force à respirer un air déjà respiré et encombré de toutes les émanations imaginables qui lui communiquent même une mauvaise odeur.

D'autres redoutent le froid? Le refroidissement, cette cause banale, autant que ridicule, de maladie ne disparaîtra donc jamais? Elle ne repose que sur cette erreur qui fait prendre pour un frisson de cause *externe*, le frisson de cause *interne* qui marque le début de toute maladie infectieuse. De plus elle ne résiste pas à l'observation la plus superficielle. Existe-t-il un refroidissement plus intense que celui que subit le nouveau-né température de 18° en moyenne ? Et cependant s'il a un coryza, il est syphilitique; s'il a une conjonctivite, elle est blennorrhagique.

Les autres craignent les périodes de l'année durant lesquelles règne la grippe, c'est-à-dire l'hiver. Ils ne réfléchissent pas que si l'hiver est la saison des affections des voies respiratoires, c'est tout simplement parce qu'alors toutes les portes et fenêtres se ferment hermétiquement pour éviter toute déperdition de chaleur, tandis que pendant l'été, c'est la cure d'air inconsciente.

Les autres craignent les anophèles. Fermer les fenêtres est une défense illusoire contre eux : une toile métallique n'opposera pas un obstacle absolu à l'arrivée de l'air et retiendra mieux les moustiques.

Un autre donne une limite inférieure de température pour les enfants au-dessous de 6 ans ; *l'avis est surprenant :* pourquoi 6 ans plutôt que 5 1/2 ou 6 1/4 ? pourquoi 6° que 8° ou 4° ? On laisse la fénêtre ouverte et on met une couverture de plus et une boule d'eau chaude, mais au moins l'enfant respire un air plus pur.

Les adénoïdiens sont exposés à avoir des complications bronchitiques et laryngiennes, avec ou sans cure d'air.

Les douleurs rhumatismales sont indépendantes de l'air. On n'est pas encore d'accord sur le microbe du rhumatisme, mais la question de nutrition ne fait plus de doute. — Pourquoi accuser la cure d'air plutôt que la suralimentation souvent si mal comprise et si mal dirigée ?

Une observation très juste, celle du docteur Hervé : Toute personne qui a contracté l'habitude de coucher la fenêtre ouverte ne peut plus y renoncer.

Si les malades du docteur Leriche ont des rages de dents, qu'ils fassent extraire leurs chicots et l'air deviendra inoffensif, car, au fond, il n'y est pour rien.

Si les alcooliques n'étaient pas alcooliques, ils n'auraient ni poussées congestives, ni hémoptysies, ni apoplexie pulmonaire. Car on ne me fera pas admettre que l'air puisse rendre malade, l'homme, animal organisé pour y vivre, si toutefois il est pur, c'est-à-dire incessamment renouvelé, et en excès, puisque la ventilation pulmonaire en réclame un passage de 10,000 litres en 24 heures.

Autant chercher à faire croire que l'eau pure rend les poissons malades, et que les truites ne se portent jamais si bien que lorsqu'elles sont élevées dans l'eau croupie d'une mare.

Tant qu'il y aura encore des médecins pour déclarer qu'il existe des maladies causées par l'air, la tuberculose ira sans cesse en augmentant : c'est contre ce préjugé *désastreux* qu'il faut lutter, le crachoir de poche ne donnera pas un tuberculeux de moins.

Veuillez excuser, mon cher Confrère, cette longue épître d'un convaincu, et croyez aux meilleurs sentiments de votre tout dévoué.

Docteur WILLETTE,

27, rue Lepic.

DU CAPORALISME

Visite aux Tuberculeux Français [1]

Soignés dans le Sanatorium fermé d'Hauteville (Ain).

Docteur LÉON DERECQ.

On sait (2) que depuis le mois d'août dernier, devançant toutes les entreprises philanthropiques françaises dans la réalisation *de la cure hygiénique des tuberculeux indigents adultes,* « une phalange de Lyonnais toujours prêts à se dévouer et à venir en aide à ceux qui souffrent » (3), a élevé, à Hauteville-en-Bugey, un sanatorium contenant cent dix lits, pour des malades des deux sexes.

Cette tentative, bien qu'en un court délai, a été la source de résultats appréciables et de réels enseignements, si beaux qu'à mon avis, ils consacrent, dès maintenant, la grandeur du sacrifice et du but à la fin.

Aussi des éléments d'appréciation, qui en imposent par leur précision, c'est-à-dire, parce qu'ils se traduisent en augmentation de poids méthodiques des malades suivis de guérisons, ont été fournis au public par la presse médicale.

Ces renseignements valaient d'être publiés encore mieux que les descriptions du sanatorium lui-même et de son installation, pour ceux qui ne peuvent aller jusqu'à Hauteville les recueillir malgré leur envie et l'intérêt qu'ils réservent à l'entreprise si louable, ou à la cure de la tuberculose pulmonaire elle-même.

Si ces renseignements fournis au public sur le rendement matériel de la cure hygiéno-diététique des tuberculeux indigents adultes étaient attendus, ils pouvaient être prévus. En effet, la situation du sanatorium d'Hauteville et sa direction

(1) OEuvre lyonnaise des Tuberculeux indigents.

(2) Communication faite à l'Académie des Sciences, Belles-lettres et Arts de Lyon, par M. le Professeur Arloing, et les communiqués à la presse médicale par le docteur Dumarest et le docteur Jonnart, etc.

(3) *Le Sanatorium d'Hauteville.* — Docteur Aubert. Brochure avec préface de M. J. Mangini.

médicale étant parfaites, toutes deux devaient donner des résultats conformes à ceux obtenus à l'étranger.

On ne l'avait pas mis en doute pour la raison que, bien instituée au point de vue matériel et médical, la cure avait déjà fait ses preuves en France, sur les enfants admis dans les hôpitaux-sanatoriums d'Ormesson et de Villiers-sur-Marne.

Aussi, le 18 mars dernier, en gagnant Hauteville, n'avais-je pas pour but de satisfaire ma curiosité relativement à l'installation du sanatorium, pas plus que sur les résultats cliniques obtenus chez les malades qui y ont séjourné, au nombre de 180.

La route de Lyon à Hauteville est longue. Parti à sept heures du matin de Perrache, on arrive à Tenay par la voie ferrée, mais de là il reste à faire une ascension en voiture, qui demande trois heures et demie — 1,000 mètres — pour atteindre le sanatorium.

Pour l'accomplir, il m'avait fallu ne pas tenir compte d'un temps déplorable, me privant de voir le pays, tant la pluie continue et serrée cachait d'un épais rideau la vallée au fond de laquelle roule, torrentueuse, l'Albarine.

Je fus cependant récompensé de ma ténacité à mon retour, les nuages ayant été chassés par le vent. Durant la descente, qui demande une heure et demie environ, un panorama splendide, éclairé par un ardent soleil, se déroula à mes yeux captivés par ses sauvages beautés, et les changements à vue que réservent les routes tracées dans les montagnes.

C'est ainsi qu'au-dessus de cinq cents mètres, j'avais trouvé une neige épaisse, bien faite pour poétiser les pics et les profondes vallées aux yeux d'un voyageur qui, durant les trois jours précédents, avait vu tomber une pluie désespérante.

Il est vrai que l'accueil qui m'était réservé par notre excellent confrère, le docteur Jonnart, remplaçant le docteur Dumarest absent, fut fait pour m'aider à oublier les ennuis d'une route si peu favorisée par le temps.

J'exposai à mon confrère le but de ma visite, sur lequel il est grand temps que je m'explique ici.

Je lui demandai de me laisser voir moins son sanatorium que ses hôtes, auxquels je me proposais de parler en sa présence et cela avec son assentiment et le leur évidemment.

leur état moral au moment où il leur fut prescrit d'entrer au sanatorium, après leur admission, et au moment où je leur causais. En un mot, je voulais chercher à savoir de ces Français adultes, les premiers soumis en France au *caporalisme d'un sanatorium fermé*, ce qu'il leur en avait coûté, le bénéfice qu'à leur avis ils en avaient tiré, et enfin leur état d'esprit, après un séjour suffisant dans les conditions qui leur sont imposées pour obtenir la guérison de leur maladie redoutable.

Ce fut avec une parfaite bonne grâce qu'il me fut accordé de m'entretenir avec les malades, je dirai même que ce fut avec une certaine satisfaction évidente, basée sans doute sur la confiance intime qu'il avait dans le bon esprit de ses pensionnaires, que le Dr Jonnart envisagea cette interview.

A mon arrivée, je trouvai les malades réunis dans leur réfectoire, où ils me parurent fort occupés à faire honneur au menu. Je ne jugeai pas le moment propice pour entamer avec eux une conversation, qui eût interrompu une partie importante de leur traitement.

Je me retirai donc, mais pas sans avoir constaté que les hommes parlaient entre eux avec plus d'animation que les malades femmes. Elles se groupent, paraît-il, par petits comités, et il ne s'établit pas entre elles de camaraderie générale.

Avant de retrouver les pensionnaires, je déjeunai confortablement de leur menu, qui répondait bien aux nécessités de la suralimentation. Je n'en dirai pas plus à ce sujet, puisque déjà les oreilles des médecins interprétant les résultats cliniques, les balances traduisant en kilogrammes l'épargne récupérée par les malades, on sait à quoi s'en tenir.

J'en reviens et m'en tiendrai à mon enquête sur l'application du fameux caporalisme chez nous, cet épouvantail avec lequel on a essayé de démoraliser les innovateurs partisans de la cure de la tuberculose dans les sanatoriums.

Bien entendu, ce caporalisme a sa formule à Hauteville, on la désigne sous le nom de : *Règlement intérieur pour les malades.* Je crois utile de le reproduire tout entier ici, pour en pouvoir parler tout à l'aise.

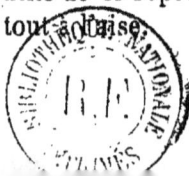

ŒUVRE LYONNAISE DES TUBERCULEUX INDIGENTS

Reconnue d'utilité publique par décret du 5 août 1899.

SANATORIUM D'HAUTEVILLE

RÈGLEMENT INTÉRIEUR POUR LES MALADES

Ce règlement n'a en vue que l'intérêt bien compris des malades : ceux-ci doivent s'y conformer rigoureusement.

1° Le Sanatorium étant un établissement fermé, il est interdit d'en sortir sans l'autorisation du Directeur ;

2° La même autorisation est nécessaire pour les visites aux malades ; les visiteurs autorisés seront reçus au parloir, dans les galeries ou dans les salles de réunion ; ils ne pénétreront pas dans les chambres, sauf le cas où les malades visités garderaient la chambre ;

3° Les sexes doivent être constamment séparés : toute infraction à la morale entraînera l'exclusion ;

4° *Il est expressément interdit de cracher ailleurs que dans les crachoirs mis à la disposition des malades, individuellement et collectivement.* Le mouchoir de poche doit être placé devant la bouche au moment de la toux, mais ne doit en aucun cas recevoir l'expectoration. A l'extérieur de la maison, il est interdit de cracher par terre. Les malades, aussi bien que le personnel, doivent veiller à l'exécution stricte du présent article, qui a pour but l'extinction du germe de la maladie ;

5° La plus grande propreté et l'ordre le plus parfait sont exigés dans les chambres et dans les vêtements. Les habits et les souliers doivent être entretenus par les malades. Ils ne seront jamais brossés ni gardés dans les chambres, mais dans les locaux désignés à cet effet ;

6° Les malades doivent se conformer aux prescriptions individuelles qui leur sont faites par le médecin, ainsi qu'à l'horaire indiqué par l'ordre du jour. Ils doivent s'attacher à être polis envers le personnel et envers les autres malades. Les discussions de toute nature, les jeux violents, les jeux d'argent sont interdits ;

7° Il est défendu de fumer dans la maison et dans les galeries ;

8° Il est défendu d'introduire dans la maison, sans l'autorisation du médecin, des boissons spiritueuses ;

coucher, sans prescription spéciale du médecin, ainsi que d'y garder la lumière la nuit, après 10 heures, sans nécessité ;

10° Les souliers ou galoches, pris à la sortie, seront déposés à la rentrée. Dans la maison et les galeries, les malades ne doivent porter que des pantoufles ou des chaussons à semelles ;

11° L'entrée de l'Institut, des machines, des sous-sols, de la cuisine et de ses dépendances, de la lingerie et des différents services généraux ainsi que des logements du personnel, est interdite aux malades ;

12° Aucun pourboire ne doit être offert au personnel ; les dons volontaires seront déposés à l'Economat, dans une caisse spéciale ;

13° Lorsque leur état le permettra, les malades pourront être employés, sur l'ordre du Directeur, à de menus travaux de maison, de couture ou de jardinage, au profit du Sanatorium ;

14° Les malades sont responsables des dégâts par eux commis aux bâtiments, au mobilier ou aux jardins, ainsi que des objets (crachoir, thermomètre) qui leur sont confiés et qui seront, en cas de perte ou de détérioration, remplacés à leurs frais ;

15° Le plus ancien malade est de droit chef de carré à la salle à manger : à égalité d'ancienneté, les malades élisent eux-mêmes leur chef de carré, sous réserve de l'approbation du Directeur ; les chefs de carré sont chargés de la police de la table ;

16° Les chambres, les lits et les places à table sont attribués par le Directeur ; il peut, lorsque bon lui semble, y apporter. telle modification qu'il juge convenable, sans que cela puisse donner lieu, de la part des malades, à aucune contestation ou réclamation ;

17° L'argent et les objets précieux peuvent être laissés en dépôt à l'Economat : hors ce cas, l'Etablissement n'encourt de ce chef aucune responsabilité ;

18° Toutes les réclamations des malades doivent être adressées au Directeur ;

19° Quiconque, par son manque de moralité, de propreté, de politesse, de docilité aux prescriptions médicales, ou par infraction grave au présent règlement, ira à l'encontre du but du Sanatorium pourra être renvoyé.

Hauteville, le 20 août 1900.

Le Directeur,
Dr DUMAREST.

Approuvé :
Le Président du Conseil d'administration,
F. MANGINI.

Les malades sont en plus mis en possession d'instructions formelles, clairement raisonnées et exposées en cent cinquante lignes, dont la connaissance pour eux est d'une extrême importance.

L'ensemble de ces instructions peut être considéré comme un complément du règlement, qui ne pouvait les contenir sous peine de longueur.

Si je ne les reproduis pas ici, c'est qu'elles ne contiennent aucune injonction rigoureuse. Ce sont des recommandations dont certaines tendent simplement à donner au règlement lui-même une interprétation dont les malades doivent se pénétrer. On en jugera par la lecture de la dernière phrase de ces Instructions *aux* malades.

« La discipline du sanatorium n'a pas d'autre but que de « préserver les malades de ce qui peut leur être préjudi- « ciable : chacun d'entre eux doit avoir confiance dans son « médecin, et s'en faire l'auxiliaire, non seulement en sui- « vant toutes les règles de l'hygiène et de la discipline, mais « en s'opposant aux infractions que pourraient y commettre « les autres pensionnaires. »

On chercherait en vain dans ce règlement des instructions draconiennes, et quant à ceux qui ont pour mission de tenir la main à sa mise à exécution, ils ont droit, on le sait, par leur instruction et leur expérience, à des galons autres que ceux de laine des caporaux.

Je le supposais bien, ayant déjà visité plusieurs sanatoriums étrangers, les plus louables et les plus critiquables, ceux qu'il faut imiter et ceux qu'on devrait déclasser dans l'esprit public.

Mais comme on avait propagé sur tous les modes, que les malades des autres nations étaient seuls capables de soumission et d'endurance, il m'a paru utile de savoir si les Français soignés à Hauteville étaient dans un état d'âme particulier d'insubordination, gênés par la discipline d'un sanatorium fermé.

L'heure qui suit le repas fut favorable à ma causerie avec les malades. Ils sont tenus, en effet, d'occuper leurs chaises longues, dans la galerie de cure, durant un temps déterminé, dès qu'ils ont quitté la salle à manger, et cette prescription les concerne tous.

Le premier fut un malade que peu de jours séparaient de

dait sa liberté. Il me fut présenté comme un homme d'un esprit très cultivé, occupant même une situation universitaire distinguée.

Mes questions, qui ne devaient guère varier pour tous les malades, furent à peu près les suivantes :

Quelles furent vos impressions, quand il vous fallut prendre la décision de vous soigner dans un sanatorium fermé? Sa discipline vous a t-elle parue inacceptable? Vous a-t-il fallu des efforts pour vous y soumettre, ainsi qu'à la vie et au régime, et au début ainsi que par la suite?

Avez-vous eu à combattre l'ennui? Y êtes-vous parvenu?

Si vous retombiez malade, viendriez-vous solliciter votre admission au sanatorium?

Le malade m'avoua sans détour qu'il avait accepté sans difficultés, en vue de sa guérison, tout ce qu'on lui avait imposé, et que son état amélioré rapidement, lui avait permis d'apprécier dans ses médecins, des amis et des interlocuteurs aimables, durant les heures qu'il ne consacrait pas à la lecture ou à des travaux littéraires, compatibles avec ses forces. Enfin, qu'il n'hésiterait pas à revenir au sanatorium le cas échéant.

J'avais débuté par un intellectuel, que des lectures, antérieures à sa maladie, avaient instruit des chances considérables de guérison offertes par le sanatorium et du danger de la cure libre.

Le malade suivant, simple employé comptable dans l'industrie des soies, ignorait tout, et le caractère de sa maladie, et le genre de maison de santé qu'est un sanatorium, quand il y fut conduit.

J. G... 31 ans, né en Savoie, n'offrait aucun antécédent héréditaire, et, jusqu'en juillet 1900, il avait joui d'une parfaite santé, à ce point que durant les trois années de service militaire qu'il a faites, il n'a pas même eu un jour d'infirmerie à son actif. Quand il entra au sanatorium, il souffrait d'un point de côté, avec toux et expectoration, il avait perdu environ 9 kilos de son poids, et l'on fit le diagnostic suivant : infiltration sous-pleurale, limitée aux lames superficielles du poumon gauche. Bronchite chronique généralisée. Emphysème aux deux bases, avec état fébrile.

Avant d'entrer au sanatorium, il avait suspendu son travail

durant quelques semaines, pour observer le repos conseillé par son médecin, puis il avait repris son travail ; mais aux premiers jours de novembre, il avait craché du sang. Le 25 novembre, il était à Hauteville.

J. G. avait un moral mauvais, se croyait frappé à mort ; son gros souci était qu'il se figurait sa famille et sa jeune femme dans l'ignorance de son état. Il se demandait comment le leur faire savoir, quelle cruelle et triste nouvelle sa conscience lui ordonnait d'annoncer.

Après plusieurs conversations avec son médecin traitant, qui le rassura et le persuada de la possibilité de sa guérison, l'état mental changea, et, dès ce moment, l'amélioration apparut. Son augmentation fut de 7 kilos.

Mes questions l'étonnèrent un peu : il ne s'était guère aperçu de la discipline, dit-il, non plus que de sa sévérité. Il a fait naturellement ce qu'on lui a ordonné, imitant ses voisins de table, de cure.

Il comprend le service que lui a rendu le Sanatorium : je constate dans le regard qu'il adresse au docteur Jonnard, il y met comme de l'amitié, tant il semble heureux de se sentir bien portant.

« Je ne me serais jamais soigné chez nous comme ici je l'ai pu faire, me dit il, j'aurais cru m'exposer au mal en bravant l'air froid tout le temps. Quant à l'ennui, il aurait été pire chez nous, je crois bien. »

Notre colloque avait fait tenlre de notre côté les têtes de tous les compagnons de la galerie ; la conversation se généralisa vite.

Le voisin de J. G..., d'abord, m'assura que la cure lui avait parue moins pénible qu'un séjour fait par lui dans un hôpital où il s'était soigné d'une bronchite.

Un autre malade, contaminé à l'occasion de son service dans un des hôpitaux de Lyon, où il servait en qualité d'infirmier, sut me dire qu'au Sanatorium, entre malades atteints du même mal, les nouveaux entrants étaient stylés par les plus anciens, qui souvent y mettaient tout leur amour-propre afin de rendre service aux médecins, dont la tâche était ainsi simplifiée.

L'observation du règlement, me dit très justement l'un d'eux, n'a rien de particulièrement pénible *pour des malades,*

dérer que les tentations ne viennent pas trouver les malades,
de même qu'ils n'ont pas l'occasion d'aller s'y exposer. Les
sorties du Sanatorium sont accordées à ceux qui peuvent les
consacrer à des promenades hygiéniques aux alentours, et
non à la recherche de plaisirs incompatibles avec leur état de
santé et la responsabilité engagée et acceptée de leurs médecins.

Deux malades ayant commis la faute de s'enivrer au vil-
lage voisin, au cours d'une sortie qui leur avait été accor-
dée, leur renvoi fut prononcé et suivi d'exécution immédiate.

Le troisième cas de renvoi justifié fut mérité par un
homme d'un naturel sauvage, farouche, emporté, témoignant
d'une intelligence bornée, et sur lequel les plus simples con-
seils n'avaient aucune prise.

Ces renvois, si motivés, purent servir d'exemples à tous les
autres malades, car ils furent portés à leur connaissance. Mais
pas un homme, en résumé, de ceux avec lesquels je m'entre-
tins, n'eut l'air de soupçonner qu'il fût soumis à un règlement
inacceptable, incompatible avec son tempérament. Or, à de
rares exceptions près, ils appartenaient tous à la classe ou-
vrière, et l'on sait s'il est fréquent d'y rencontrer des tempé-
raments frondeurs.

Plus et mieux que le règlement, l'ascendant du médecin-
directeur a une action sur des velléités pardonnables chez
des malades. Cet ascendant a de fréquentes occasions de s'exer-
cer dans des rapports quotidiens comme ceux créés par la vie
du Sanatorium où le malade, guidé par son intérêt de guérir,
est amené doucement à obéir, à laisser faire.

Ce qui précède aurait besoin d'être appuyé par une observation authentique que la suivante y parviendrait ainsi qu'on
le va voir.

Mme M. M..., 31 ans, veuve, sans profession, née à V.-s-A.
en 1869, entrée le 17 septembre 1900 au sanatorium. Mari mort acci-
dentellement, deux enfants bien portants.

Comme antécédents personnels, M. M. , à 16 ans, fluxion de poitrine, bronchites d'hiver ; en 1897, grippe au cours de l'allaitement,
amaigrissement consécutif, toux, expectoration aggravées jusqu'en
mai 1898.

La malade vient à cette époque à Hauteville, *chez l'habitant*. Dès
ce moment, elle est sous la surveillance du docteur Dumarest, actuellement directeur du sanatorium.

Elle pratique de son mieux les prescriptions qui lui sont faites, et, du reste, une amélioration se produit dans son état général, en même temps qu'une légère diminution des signes subjectifs.

Le 17 septembre 1900, elle obtient son entrée au sanatorium où elle porte le diagnostic suivant, sur son observation : phtisie pulmonaire droite, forme pleurogène congestive, envahissement de la plèvre gauche.

Depuis l'entrée au sanatorium, le fait saillant qui aurait semblé bien défavorable pour la suite, c'est l'établissement d'un pneumothorax, à deux travers de doigt de l'omoplate, dans la gouttière costo-vertébrale.

Les accidents, très douloureux tout d'abord, s'amendent peu à peu et on n'en trouve plus trace un mois après.

Actuellement, l'état général est bon, la toux et l'expectoration ont presque disparu. L'appétit est bon ainsi que la digestion. Depuis la fin de janvier, la malade a gagné 2 kil. 500 ; la fièvre est nulle ; les signes stéthoscopiques se sont amendés.

Voilà donc une malade ayant suivi la cure d'air de 18 mois chez l'habitant, puis six mois dans le sanatorium. Sa direction médicale fut la même, puisqu'elle fut suivie uniquement par le docteur Dumarest. Seulement, chez l'habitant, M. M... était laissée à sa libre initiative pour observer le régime hygiéno-diététique prescrit dans les deux cas, et j'ai pu l'entendre reconnaître que les six mois de sanatorium n'avaient rien de comparable à ceux qu'elle avait employés chez l'habitant.

Même en se conformant de son mieux aux prescriptions du Docteur qui la dirigeait et la visitait de loin en loin, elle n'avait pas eu d'*uniformité* dans son traitement chez l'habitant comme au sanatorium. Elle cédait volontiers, rien ne venant s'y opposer, à des caprices dans son régime, recevait des visites qui la fatiguaient, n'observait pas un repos aussi sévère que son état parfois l'eût exigé.

Le règlement, appliqué au Sanatorium avait seul mis au point l'ensemble des détails du traitement approprié à son état.

Jusqu'à présent, j'ai de mon mieux mis en lumière ce que j'avais pu constater des résultats de la vie morale des malades traités en sanatorium fermé.

Il ne me reste plus qu'à laisser parler l'un de ces malades, guéri aujourd'hui, bien, en termes très simples et concluants, en italien, sa langue maternelle.

En effet, je n'ai qu'à citer des extraits du journal quotidien, *Il Tempo*, du 10 et du 11 mars 1901. Il s'en dégage des considérations permettant de constater si le malade, M. Gandolfi, a rencontré et dénoncé les rigueurs du caporalisme, ou non, dans le sanatorium français qui l'a accueilli, traité, soigné, guéri, alors que trois ans dans la Riviera n'avaient pu y parvenir.

La vie au Sanatorium d'Hauteville (France) par les tuberculeux pauvres.

I

La première impression. — Le traitement du malade. — L'édifice. La distribution des locaux.

Quand le courrier, qui fait chaque jour le service entre Tenay et Hauteville, dans le département de l'Ain, m'eut conduit en vue du sanatorium populaire situé à peu de distance de cette dernière ville, je me sentis un fort battement de cœur.

Je regardais mélancoliquement le sanatorium et je me demandais comment je pourrais vivre dans cette prison, parmi ces longues files de malades d'aspect triste, sous une discipline sévère, même dure, moi qui étais habitué au doux climat, à l'action et à la grande liberté de la Riviera, en Ligurie.

Mais quand j'eus franchi le seuil de l'établissement et que m'eut remis le bon sourire du Directeur et des autres médecins, je me trouvai devant un spectacle inattendu.

Sur la terrasse de cure, au grand air libre de la montagne, je ne vis pas des visages tristes ou déprimés, mais en général des figures riantes et pour ainsi dire florissantes : la maison supposée de la douleur m'apparaissait comme une gaie réunion de personnes qui n'avaient pas de préoccupations de cette sorte ; pour cette raison qu'ici, comme je le crois dans tous les sanatoriums populaires, sont seulement admis les tuberculeux qui sont encore en état de supporter le climat d'altitude. Ceux plus atteints sont, au contraire, soignés dans des sections spéciales des hôpitaux de la ville.

Le malade, en outre, comme tous les malheureux, est au fond un peu égoïste, et, transporté au milieu de beaucoup de compagnons d'infortune qu'il estime instinctivement plus malades que lui, il oublie promptement le mal qui le ronge et s'abandonne tout entier à la réussite de la guérison.

Aussi il devient immédiatement gai, insouciant, il parle tranquille-
ment de son joyeux avenir sans le plus lointain soupçon que celui
qui l'ausculte doit sourire de pitié.

La première impression qu'éprouve le phtisique quand il entre
dans un sanatorium, n'est donc pas de douleur, mais de bien-être,
et cette impression est d'autant plus forte qu'était misérable la situation du malade en dehors du sanatorium.

Dans sa propre maison, le phtisique pauvre ne peut avoir la tranquillité et la sérénité d'âme nécessaires pour appliquer avec quelque
constance et avec la foi du succès une méthode rigoureuse de cure,
combattue par de terribles ennemis comme l'ignorance absolue de
toute règle d'hygiène, la dénutrition chronique et l'isolement dans
l quel il est souvent laissé par sa famille préoccupée d'autres graves
soucis et à laquelle il sent qu'il est à charge, il se laisse promptement vaincre et s'avance, pour ainsi dire, à pas rapides vers la
tombe.

Au contraire, à peine fait-il son entrée dans le sanatorium, qu'il
éprouve un grand soulagement ; il s'allonge avec un sentiment de
satisfaction sur un fauteuil très commode et il y respire à pleins
poumons, avec l'air pur, le calme de l'esprit et le bien-être phy-
sique.

Pendant les premiers jours, il éprouve le besoin de rester pour
ainsi dire immobile sur le fauteuil pour éprouver à son aise et complètement les bienfaits d'un aussi extraordinaire changement de
condition. Il renonce en entier aux courtes promenades dans le parc
qui fait face à l'établissement et il reste jusqu'au soir pour se rendre
dans la chambre à coucher.

Il est naturel aussi que, très vite, il se sente comme remonté,
toux se calme, l'expectoration devient plus facile et diminue, la
fièvre pour ainsi dire cesse. Il n'a plus de préoccupations dans la
tête, puisqu'il sait que tout ce qui l'entoure tend scrupuleusement à
obtenir sa guérison. Il mange volontiers, digère, augmente de poids
et est pour ainsi dire gai et comme joyeux d'être tuberculeux.

. . . .

II

La Cure. — Les passe-temps divers. — La suralimentation.
Les mesures antiseptiques. — Les résultats.

La cure des sanatorisés, étant donné les connaissances médicales
actuelles sur le traitement des tuberculeux pulmonaires, est la plus
simple et en même temps la plus rationnelle. Elle est basée sur les

1° Vie à l'air libre et au repos ;

2° Suralimentation ;

3° Education hygiénique.

Depuis la disposition de l'établissement jusqu'au règlement disciplinaire, tout dans le sanatorium tend à obtenir que l'application des principes susnommés ait la plus grande efficacité.

Il n'est pas permis de fumer dans l'intérieur de l'établissement, ni dans la galerie de cure. Sont interdites les discussions violentes, les visites trop longues des parents et les jeux d'argent.

La vie du sanatorium n'est pas aussi monotone qu'on le croirait.

Dans ce petit monde séparé du genre humain, tout prétexte devient, par nécessité des choses, un événement d'importance, et suscite des passions : petites amours, petites haines, jalousies, envies, disputes, idylles, parfois intéressées, combien, hélas ! vaines, les sexes étant pour raisons... hygiéniques constamment séparés !

Dans la galerie réservée aux femmes, il y a une belle femme qui a une voix remarquable, pour ainsi dire guérie, qui nous réjouit souvent avec sa divine voix de rossignol ; il y a aussi une pianiste et une mandoliniste.

Dans la galerie des hommes, il y a un orchestre complet : mandoline, cithare, ocarina, violoncelle, etc. Quelquefois j'y ai passé des soirées délicieuses.

Par bonheur j'ai toujours eu un appétit de comique sans ouvrage et un estomac capable de le satisfaire Cependant durant mes trois années de séjour tranquille dans la Riviera, je n'ai jamais eu aucune augmentation de poids et même j'ai perdu quelques kilos. Ici, au contraire, en moins de deux mois, j'ai gagné 7 kilos et 7 centimètres de thorax.

Beaucoup de mes... collègues en tuberculose ont obtenu des résultats égaux aux miens et même meilleurs. Quelques-uns, dans la même période de temps, ont eu une augmentation de 9 à 10 kilos, l'un est même arrivé à 13 !

Presque tous ont fortement amélioré leur état de la poitrine.

Je suis et je serai toujours le seul étranger qui, grâce à la bonté de personnes aimables, ai eu la fortune vraiment exceptionnelle d'avoir été accepté.

Que sans y aller voir, donc, on ne nous parle plus de *caporalisme*, on n'agite plus cet épouvantail aux yeux des malades susceptibles d'aller chercher une guérison dans un sanatorium.

Un règlement pour malades n'a rien qui puisse être incompatible avec le caractère français, dont notre maître, le professeur Landouzy, me disait à propos de la première partie de cet article : « Les Français sont doux comme des moutons, on en fait, quand on le veut, ce qu'on veut, ce qu'il faut. »

Je me permettrai simplement d'ajouter que j'estime même le Français doué plus qu'un autre de ressources morales, aux heures les plus décevantes.

Tout se tourne en chansons chez nous, dit-on ; c'est pourquoi nos compatriotes, de retour des sanatoriums étrangers, m'ont transmis si souvent leurs critiques en poésie, en refrains, ou sous forme de caricatures des plus humoristiques, composés au cours des cures qu'ils avaient subies, et dont la plupart étaient revenus guéris.

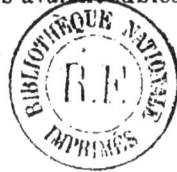

LA TUBERCULOSE INFANTILE

Revue Bimestrielle

PUBLIÉE SOUS LA DIRECTION

DU

Dr Léon DERECQ,

Médecin de l'Hôpital d'Ormesson,

Médecin en chef du Dispensaire de l'Œuvre des Enfants Tuberculeux,

ET DU

Dr Henry BARBIER,

Médecin de l'Hôpital Herold,

AVEC LA COLLABORATION DE MM.

R. BLACHE
Membre de l'Académie de Médecine,
Vice-Président du Comité médical de l'Œuvre des Enfants Tuberculeux.

A. CASTEX
Chargé du cours de Laryngologie, Rhinologie et Otologie à la Faculté de Paris.

DUBOYS DE LAVIGERIE
Ancien chef de Clinique aux Quinze-Vingts.

P. HAMONIC
Ancien interne des Hôpitaux, ancien aide d'Anatomie, Lauréat de la Faculté.

V. KAZIMIR

F. LAGRANGE
Lauréat de l'Institut et de l'Académie de Médecine.

P.-E. LAUNOIS
Professeur agrégé à la Faculté de Médecine de Paris, Médecin des Hôpitaux.

LÉON-PETIT
Secrétaire général de l'Œuvre des Enfants Tuberculeux.

V. MÉNARD
Chirurgien en chef de l'Hôpital Maritime de Berck-sur-Mer.

METTON-LEPOUZÉ
Inspecteur des Enfants assistés de la Seine-Inf.

OZANNE

G. POUPINEL
Ancien interne des Hôpitaux.

G. THIBIERGE
Médecin de l'Hôpital de la Pitié.

F. VAQUIER
Médecin de l'Hôpital de Villiers-sur-Marne

E. GAUTRELET, Chimiste
Lauréat de l'Institut et de l'Académie de Médecine, Chef du Laboratoire de l'Œuvre des Enfants Tuberculeux.

Direction et Rédaction : 29, Avenue Friedland, et 15, rue d'Edimbourg.

TÉLÉPHONE 571-07   TÉLÉPHONE 548-51

En Vente : Chez O. BERTHIER. 104, boulevard Saint-Germain.

Le Numéro		Un franc.
Quarante pages		*de texte.*
PARIS DÉPARTEMENTS 5 francs.	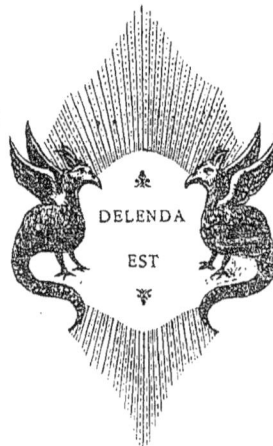 DELENDA EST	ÉTRANGER UNION POSTALE 6 francs.
Abonnements à la **DIRECTION** 29, Avenue Friedland.		Abonnements **O. BERTHIER** 104, Boulevard St-Germain.

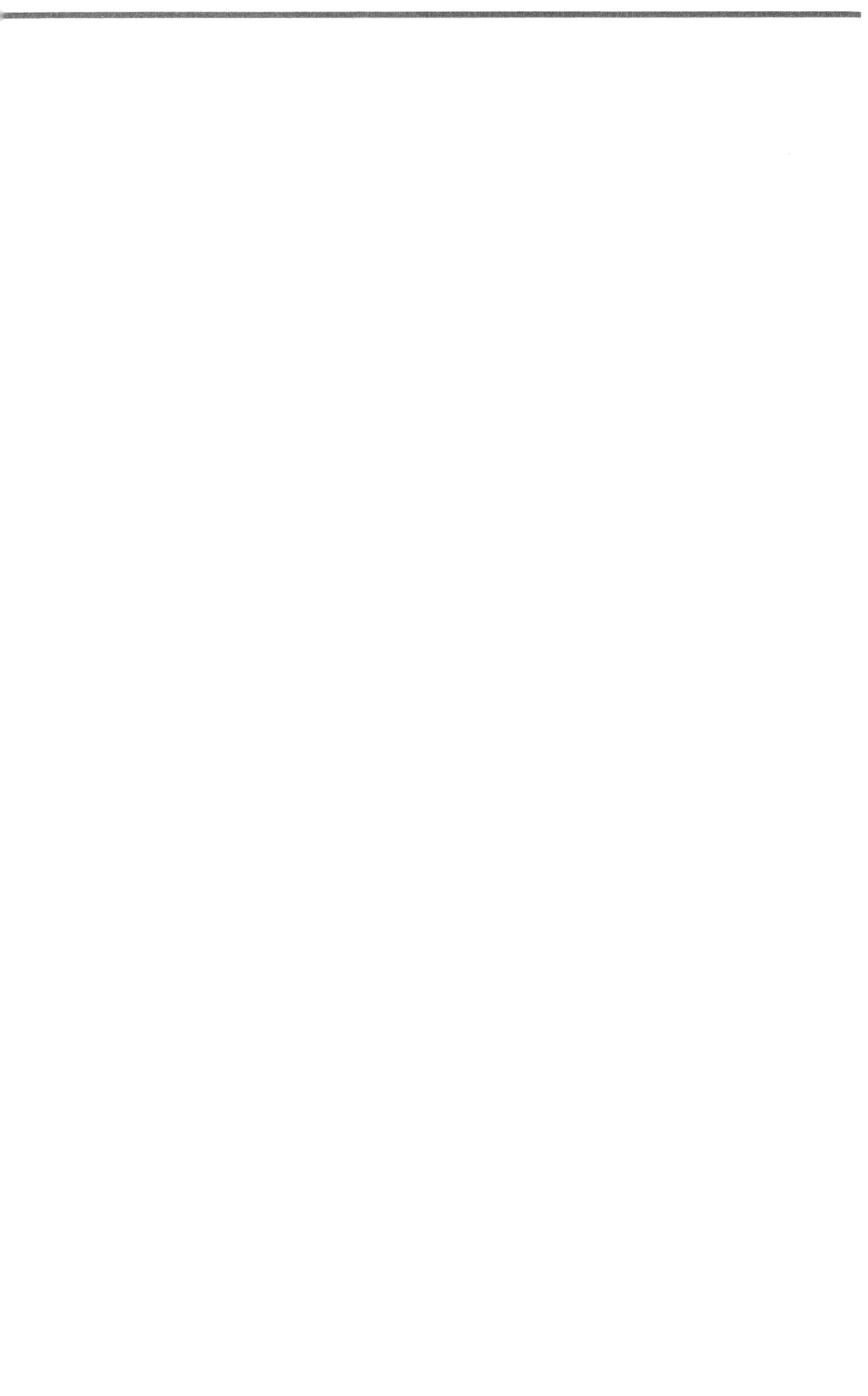

www.ingramcontent.com/pod-product-compliance
Lightning Source LLC
Chambersburg PA
CBHW070800220326